DIETA PALEO

Guia completo para receitas de dieta paleo

Baltasár Verdugo

Traduzido por Jason Thawne

Baltasár Verdugo

Dieta Paleo: Guia completo para receitas de dieta paleo

ISBN 978-1-989891-66-7

Termos e Condições

De modo nenhum é permitido reproduzir, duplicar ou até mesmo transmitir qualquer parte deste documento em meios eletrônicos ou impressos. A gravação desta publicação é estritamente proibida e qualquer armazenamento deste documento não é permitido, a menos que haja permissão por escrito do editor. Todos os direitos são reservados.

As informações fornecidas neste documento são declaradas verdadeiras e consistentes, na medida em que qualquer responsabilidade, em termos de desatenção ou de outra forma, por qualquer uso ou abuso de quaisquer políticas, processos ou instruções contidas, é de responsabilidade exclusiva e pessoal do leitor destinatário. Sob nenhuma circunstância qualquer, responsabilidade legal ou culpa será imposta ao editor por qualquer reparação, dano ou perda monetária devida às informações aqui contidas, direta ou indiretamente. Os respectivos autores são proprietários de todos os direitos autorais não detidos pelo editor.

Aviso Legal:

Este livro é protegido por direitos autorais. Ele é designado exclusivamente para uso pessoal. Você não pode alterar, distribuir, vender, usar, citar ou parafrasear qualquer parte ou o conteúdo deste ebook sem o consentimento do autor ou proprietário dos direitos autorais. Ações legais poderão ser tomadas caso isso seja violado.

Termos de Responsabilidade:

Observe também que as informações contidas neste documento são apenas para fins educacionais e de entretenimento. Todo esforço foi feito para fornecer informações completas precisas, atualizadas e confiáveis. Nenhuma garantia de qualquer tipo é expressa ou mesmo implícita. Os leitores reconhecem que o autor não está envolvido na prestação de aconselhamento jurídico, financeiro, médico ou profissional.

Ao ler este documento, o leitor concorda que sob nenhuma circunstância somos responsáveis por quaisquer perdas, diretas ou indiretas, que venham a ocorrer como resultado do uso de informações contidas neste documento, incluindo, mas não limitado a, erros, omissões, ou imprecisões.

Índice

Parte 1 1

Introdução 2

Capítulo 1: O Que É A Dieta Paleo? 3

OS PRINCÍPIOS DA DIETA PALEO 3
OS HOMENS DAS CAVERNAS NÃO MORRERAM MAIS CEDO PORQUE FIZERAM ISSO? 5
ENTÃO, COMO FUNCIONA A DIETA PALEO? 6
COMO A DIETA PALEO SE DIFERENCIA DE OUTRAS DIETAS? 7

Capítulo 2: Benefícios Da Dieta Paleo 10

VITAMINAS E MINERAIS 10
ENERGIA AUMENTADA 11
AUMENTO DA SACIEDADE 12
PERDA DE PESO 13
MELHOR SAÚDE E REDUÇÃO DO RISCO DE DOENÇAS 13

Capítulo 3: Diretrizes Alimentares Da Dieta Paleo 15

PROTEÍNAS 15
GORDURAS E ÓLEOS 16
LEGUMES 17
LATICÍNIOS 18
GRÃOS 19
NOZES E SEMENTES 20
ESPECIARIAS 21
O QUE BEBER 22

Capítulo 4: 12 Receitas De Café Da Manhã Paleo 23

AVEIA DE ABÓBORA 23
MUFFINS DE LIMÃO E MIRTILO 24
PANQUECAS PALEO 27
VITAMINA DE BANANA 28
PÃO DE CAFÉ DA MANHÃ DE ABÓBORA 29

BARRINHAS DE CAFÉ DA MANHÃ DE PROTEÍNA 31
VITAMINA DE FRAMBOESA TROPICAL 33
TIGELA DE FRUTAS TROPICAL 34
OVOS MEXIDOS E TOMATE 35
BEBÊS HOLANDESES DELICIOSOS 36
OVOS EM ABACATES 38
VITAMINA DE CAFÉ DA MANHÃ DE BANANA 39

Capítulo 5: 12 Receitas De Almoço Paleo 41

SOPA DE CURRY DE BATATA DOCE 41
WRAP DE SALADA DE FRANGO COM ABACATE 42
MUFFINS DE OVOS 43
MARINARA DE OVOS 45
COZIDO DE BIFE PALEO 46
SOPA DE COUVE-FLOR 48
"PIZZA" PALEO 49
HAMBÚRGUERES PALEO DE PERU 52
SALADA DE COUVE DE PECORINO 53
HAMBÚRGUERES DE SALMÃO 55
SALSICHA DE PERU E BRÓCOLIS RABE 56
BRUSCHETTA PALEO 58

Capítulo 6: 12 Receitas De Jantar Paleo 60

PIMENTÃO PALEO 60
CARBONARA PALEO 62
MEATLOAFPALEO 64
BOLINHOS DE CARANGUEJO PALEO 66
TILÁPIA DE COCO 69
STIR FRY DE COCO 70
STIR FRY DE CAMARÃO 72
LOMBO DE PORCO TEMPERADO 73
JAMBALAYAPALEO 75
STIR FRY DE PORCO 77
FRANGO COM GENGIBRE 79
FRANGO ADOBO 80

Conclusão 83

Parte 2 84

Introdução 85

Capítulo 1- Criando Seu Plano De Refeição Paleo 86

Capítulo 2- Lista De Alimentos Dieta Paleo 88

Capítulo 3- Início Rápido De Dieta Paleo Para Um Indivíduo Ocupado 91

Como Evitar Ficar Com Fome 92
Para Aquecer A Carne, Siga Os Passos Abaixo: 92

Capítulo 4- Receitas Paleo 99

Conclusão 110

Parte 1

Introdução

Quero agradecer-lhe por baixar este livro. Neste livro, você aprenderá tudo sobre os blocos de construção da dieta paleo para que você possa implementá-la facilmente em sua vida diária. Como uma dieta que se concentra em uma maneira mais simplista de comer, a dieta paleo é otimizada para trabalhar com o perfil genético do seu corpo. Esta otimização resulta em seu corpo sendo mais eficiente em quebrar e utilizar os alimentos que você come para que eles estejam prontamente disponíveis como fonte de energia. Nos capítulos seguintes, abordaremos como seguir o plano de dieta paleo, como ele é diferente de outras dietas, os benefícios e algumas orientações úteis sobre o que comer e o que evitar ao viver um estilo de vida paleo. Além disso, você também encontrará 36 receitas paleo deliciosas, rápidas e fáceis para o café da manhã, almoço e jantar para ajudar você a começar hoje mesmo!

Capítulo 1: O que é a Dieta Paleo?

A dieta paleo, também conhecida como dieta paleolítica e "homem das cavernas", é um método cada vez mais popular de fazer dieta hoje em dia. Esse plano de dieta não apenas atende ao processo metabólico natural do seu corpo, mas também ajuda a criar um equilíbrio da química do seu corpo, resultando em uma saúde mais saudável para você. Nas seções a seguir, vamos dar uma olhada nos fundamentos da dieta paleo e demonstrar como esta maneira de comer pode ser benéfica para você hoje.

Os princípios da dieta Paleo

A maneira mais fácil de entender a dieta paleo é olhar para o nome alternativo - Dieta do Homem das Cavernas. Essencialmente, ele se concentra no que acreditamos que nossos ancestrais, ou homens das cavernas, teriam comido. Como seres humanos primitivos, nós consumíamos o que só estava prontamente disponível para nós em um estilo de vida de caça e coleta - alimentos como carnes, nozes, frutas e legumes. Estes alimentos foram cultivados ou alimentados naturalmente e não incluíram aditivos ou conservantes não saudáveis. Naquela época, a raça humana primitiva era ágil. O homem conseguiu superar predadores e perseguir presas. Importante, os seres humanos não sofrem de problemas de saúde como diabetes e colesterol alto, que são tão prevalentes hoje. Com o tempo, no entanto, nos movemos contra nossa genética e ignoramos como nossos corpos funcionam naturalmente. Temos progredido de alimentos disponíveis naturalmente para aqueles projetados para ter longos prazos de validade e que também apelam para ânsias quimicamente impulsionadas. A dieta paleo nos leva longe desta maneira artificialmente focada de comer e nos aponta de volta para alimentos que nossos corpos são naturalmente construídos para prosperar.

Os homens das cavernas não morreram mais cedo porque fizeram isso?

Uma pergunta comum quando se trata da dieta paleo é: os homens das cavernas não morreram mais cedo do que nós? Em caso afirmativo, não há uma correlação direta entre sua vida útil mais curta e sua dieta? A expectativa de vida média era de fato menor do que é hoje, mas devemos considerar as razões por trás disso. Há poucas evidências que sugerem que o homem paleolítico estava morrendo como resultado de doenças cardíacas, diabetes ou colesterol alto. Tais doenças não eram tão comuns na sociedade dos homens das cavernas como são hoje. Essas condições médicas estão diretamente relacionadas às nossas más dietas modernas que se concentram no excesso de alimentos processados carregados de corantes, adoçantes e conservantes. As causas de morte mais prevalentes estariam relacionadas ao estilo de vida de caça e coleta, como ser atacado por presas, levando a quedas perigosas, acidentes e infecções. O parto entre os homens das cavernas era precário. A infância era perigosa e a infância era difícil. Se um homem das cavernas vivesse nesses marcos, era mais provável que eles sobrevivessem a uma idade mais avançada. Os avanços da medicina moderna também aumentaram dramaticamente nossa expectativa de vida. Isso é algo que tomamos como garantido, mas mesmo a mais simples das infecções nos tempos paleolíticos teria contribuído para uma vida útil muito mais curta. Raramente o consumo real de alimentos naturais teve algo a ver com a causa da morte do homem das cavernas.

Então, como funciona a dieta paleo?

Ao criar um foco em alimentos que estavam naturalmente disponíveis para uma sociedade paleolítica, a dieta paleo corta alimentos alterados hormonalmente, cheios de antibióticos e geneticamente modificados. Ele também elimina conservantes artificiais, aditivos e alimentos que são processados. Isso significa que não há grãos, leite, açúcares refinados e alimentos processados salgados. Mesmo sem esses alimentos, seu corpo ainda receberá nutrição ideal de alimentos que ocorrem naturalmente - frutas, legumes, nozes e carnes. Esses alimentos são mais facilmente decompostos pelo corpo, de modo que os nutrientes podem ser acessados e convertidos em energia. O que esses alimentos não fazem é fornecer excesso de açúcares ou conservantes que são armazenados como gordura ou causam reações químicas em seu corpo que resultam em problemas de saúde.

Essencialmente, a dieta paleo dá ao seu corpo o método mais simples de se abastecer, oferecendo-lhe os alimentos naturais que foram desenvolvidos para serem facilmente quebrados e usados.

Como a Dieta Paleo se Diferencia de Outras Dietas?

A dieta paleo é frequentemente comparada a outras dietas, particularmente à dieta de Atkins. A razão para essa comparação é a crença de que ambas as dietas envolvem baixa ingestão de carboidratos e alta gordura. A verdade, no entanto, é que a dieta paleo não elimina carboidratos. Em vez disso, simplesmente elimina carboidratos não saudáveis e processados. Comendo na dieta paleo, você pode obter seus carboidratos, assim como todos os outros nutrientes de alimentos naturais. Isso difere de dietas como a dieta de Atkins, onde grupos específicos de alimentos são eliminados (e às vezes reintroduzidos). A dieta paleo entende que todos os grupos de alimentos são necessários para o corpo prosperar.

Uma vez que os alimentos que você come na dieta paleo são alimentos que ocorrem naturalmente, não há "barras de substituição de refeição" ou shakes que contenham produtos químicos, aditivos e outros suplementos peculiares. Embora essas outras dietas dependam da necessidade de "conveniência", elas também utilizam açúcares e outros ingredientes não saudáveis e antinaturais para torná-los mais palatáveis.

Outra razão que muitas pessoas preferem a dieta paleo para outras dietas é que não há contagem de calorias, proporções de micronutrientes a seguir, ou refeições prontas impalatáveis. Ao comer a dieta paleo, você pode comer o quanto quiser de alimentos permitidos. Isso significa que não há sensação de estar com fome, sem esperar até a próxima refeição e sem planejar refeições e lanches a cada poucas horas!

Capítulo 2: Benefícios da Dieta Paleo

Há mais do que alguns benefícios em seguir a dieta paleo. Muitos destes são óbvios, simplesmente devido à natureza dos alimentos consumidos. Nas seções a seguir, abordaremos alguns desses benefícios para a saúde, algum dos quais você talvez não esteja familiarizado.

Vitaminas e minerais

Uma das razões mais importantes pelas quais a dieta paleo é apoiada por muitos profissionais de saúde é porque ela apoia a ingestão de alimentos integrais. Estes alimentos frescos ajudam a garantir que consumimos mais das vitaminas e minerais necessários todos os dias. Quando não ingerimos uma dieta composta de alimentos frescos, obtemos apenas uma pequena porcentagem das vitaminas e minerais que nosso corpo necessita para permanecer saudáveis. Claro, você pode estourar uma multivitamina, mas essas vitaminas não são caras, mas também usam ingredientes de menor qualidade. Há também a questão de quão úteis e vantagens as multivitaminas são para o seu corpo.

Energia aumentada

Uma das desvantagens de uma dieta repleta de alimentos ricos em açúcar, carboidratos, aditivos e conservantes é que seu corpo não recebe o combustível necessário sem trabalhar duro para obtê-lo. Não só isso, mas o "combustível" que você está fornecendo ao seu corpo com este tipo de dieta é rapidamente queimado, deixando você experimentando o que a maioria de nós chama de "acidente do açúcar". Quando alimentos com alto teor de açúcar refinado são rapidamente digeridos e transformados em glicose (a fonte de energia do corpo). Isso é como uma rápida explosão de energia, mas o corpo logo queima esse "combustível", resultando em um colapso.

As fontes naturais de combustível ingeridas na dieta paleo fazem seu corpo trabalhar menos para obter a energia de que necessita. Estes alimentos naturais também fornecem menos "lixo" para o seu corpo processar. Mais importante ainda, no entanto, os carboidratos consumidos na dieta paleo (quase exclusivamente obtidos a partir de vegetais) são digeridos mais lentamente e são liberados a uma taxa atrasada para a corrente sanguínea como glicose. O que isto significa é que este "combustível" dura por mais tempo e não causa picos rápidos no açúcar no sangue.

Aumento da saciedade

Em muitas dietas diferentes, dieters são obrigados a restringir a ingestão de alimentos, a fim de atender às metas de calorias ou objetivos de nutrientes para o dia. A dieta paleo não impõe tais restrições e os dieters paleo podem ser essenciaiscomer tanto quanto a comida "paleo friendly" como eles gostam.

Perda de peso

Uma das maiores razões pelas quais as pessoas preferem a dieta paleo é que, ao contrário de muitos outros planos de dieta, ajuda a perder peso rapidamente, de forma natural e saudável. A eliminação de alimentos processados não saudáveis, ricos em açúcares refinados, cheios de aditivos, conservantes, gorduras saturadas e sais, resulta numa perda de peso incrivelmente rápida. A melhor parte é que esta perda de peso não é temporária, como a dieta paleo se concentra em mudanças de estilo de vida.

Melhor saúde e redução do risco de doenças

O dieter paleo médio tem uma saúde muito melhor do que aqueles em outras dietas. A razão por trás disso é a dependência deste plano de dieta em alimentos naturais e saudáveis, como frutas e legumes. Esses alimentos fornecem todos os nutrientes básicos que o corpo precisa para se manter saudável e funcionar de maneira ideal. Por sua vez, isso significa que o sistema imunológico está trabalhando em todo o seu potencial e um sistema imunológico saudável significa menos risco de doença. Algumas das doenças que podem ser curadas, tratadas e prevenidas na dieta paleo incluem: colesterol alto, obesidade, pressão alta, diabetes, inflamação reduzida e melhor controle de doenças autoimunes.

Capítulo 3: Diretrizes Alimentares da Dieta Paleo

Nas seções anteriores, falamos sobre os fundamentos da dieta paleo, como ela se compara a outras dietas e os benefícios de comer paleo. Neste capítulo, vamos cobrir uma das coisas mais importantes que você precisa saber sobre comer paleo, o que você deve e não deve comer!

Proteínas

As proteínas que você come ao seguir a dieta paleo devem ser proteínas magras e devem ser sempre animais selvagens capturados, criados ao ar livre ou criados em pasto. Algumas das proteínas que são normalmente consumidas na dieta paleo são:
- Carne (bife de mandioquinha, bife de flanco, vitela magra e bife de lombo de cima)
- Carne branca de aves
- Cortes de carne magra

- Coelho
- Bode
- Carnes exóticas (ema, avestruz, veado, canguru)
- Peixe fresco
- Gemas de ovos cozidos ou cozidos

Fique longe de:
- Cortes gordurosos de carne
- Carnes processadas
- Peixe enlatado
- Soja e tofu
- Lentilhas
- Amendoim

Gorduras e óleos

Gorduras e óleos tendem a confundir muitas pessoas quando se trata de fazer dieta, então vamos simplificar e te dar uma lista básica daquelas que são permissíveis e paleo-seguras.
- Gorduras monossaturadas
- Nozes (mas não amendoins)
- Abacate e óleo de abacate

- Óleo de gergelim torrado
- Óleo de coco, creme ou leite.
- Óleo de semente de linho (não para cozinhar)
-Óleo de peixe

As gorduras e óleos que você deseja evitar ao comer na dieta paleo incluem:
- gorduras saturadas
-Gorduras Trans
-Óleo de amendoim
- Substitutos de margarina ou manteiga
-Óleos vegetais
- Óleos de sementes

Legumes

Legumes vão fazer uma boa parte do seu consumo diário de alimentos na dieta paleo. Uma vez que existem tantos vegetais diferentes que são permitidos neste plano de alimentação, vamos cobrir apenas alguns e focar naqueles que você deve evitar.
- Vegetais ricos em fibras

- Legumes coloridos
- Vegetais cultivados acima do solo
- Vegetais de raiz que não são considerados amidos
- Frutas coloridas (evite frutas com amido)
- Frutas secas

Legumes que você deseja evitar na dieta paleo incluem:
- Conservas de frutas e legumes
- Frutas e legumes açucarados ou conservados
- Sumos de frutas e vegetais pré-preparados
- Milho
- Legumes
- Feijões
- Ervilhas
- Amendoim
- Lentilhas
- Feijão de soja

Laticínios

Os laticínios devem ser evitados ou mantidos ao mínimo na dieta paleo. Embora seja este o caso, há uma opinião de que a manteiga pode se destacar como uma exceção aos gostos de leite, queijo e iogurte. Manteiga, importante o que é pastagem levantada ou alimentada com capim, é baixa em lactose e, portanto, ao contrário de outros produtos lácteos causa pequenos problemas para o sistema digestivo ou o intestino. Evite o diário que é excessivamente processado, pois durante este procedimento tira todos os benefícios da gordura saudável. O leite de coco é um substituto refrescante para o leite com baixo teor de gordura. Se você ainda gosta de suas pequenas quantidades de laticínios, a regra primordial e simples é garantir que ela seja alimentada com capim, gordura integral fermentada e pasto cultivado.

Grãos

Grãos agrícolas e alimentos processados não existiam na sociedade paleolítica, mas foram desenvolvidos em tempos posteriores. Muitos desses produtos hoje contêm glúten e lectinas, fatores comuns que causam dificuldades e inflamação do intestino. Eles também são bem conhecidos como fatores contributivos para certas doenças cardíacas e cânceres. Sempre que possível aqueles que seguem o plano de dieta paleo devem evitar cereais e produtos de panificação que contenham centeio, cevada e trigo, pois estes geralmente não são conducentes ao bem-estar geral do sistema digestivo.

Nozes e sementes

Nozes e sementes são as comidas favorita entre as pessoas que comem a dieta paleo. É importante saber que nem todas as nozes e sementes são permitidas, no entanto. Vamos dar um olhado primeiro nas nozes e sementes que são permitidas nesta dieta:

- Macadâmia
- Amêndoas
- Pistachios
- Nozes
- Pinhão
- Castanhas
- Nozes
- Avelãs
- Castanha-do-pará
- Castanha de caju
- Sementes de abóbora
- Sementes de girassol
- Sementes de linhaça
- Sementes de gergelim

Nozes e sementes que você deve evitar na dieta paleo incluem:
- Amendoim
- Nozes ou sementes salgadas ou temperadas

Especiarias

Como a maioria das especiarias é o resultado de plantas, um número significativo de especiarias é permitido na dieta paleo. O que você deve evitar, no entanto, são misturas de especiarias que contêm aditivos químicos e conservantes ou altos níveis de sal.

O que beber

Tal como acontece com muitas dietas, a bebida mais recomendada para aqueles na dieta paleo é apenas água pura! Também permitido na dieta paleo são:
- Bebidas fermentadas (sim, isso inclui vinho em MODERAÇÃO!)
- Café
- Chá de ervas
- Chá verde

O que você deve evitar?
- Laticínios
- Sucos (não incluindo legumes frescos puros e frescos)
-Refrigerante
- Misturas de suco concentrado
- Sucos adoçados artificialmente

Capítulo 4: 12 receitas de café da manhã

Paleo

Uma ótima maneira de começar a dieta paleo é desenterrar algumas receitas para começar! Neste capítulo, cobriremos doze de nossas receitas de café da manhã paleo favoritas para você experimentar!

Aveia de Abóbora

Porções: 3
Calorias: 242
Gordura: 6g
Proteína: 4,9 g
Carboidratos: 49,9 g
Ingredientes:
- 1 abóbora cortada ao meio semeada
- ¼ xícara de leite de coco
- ½ colher de chá de canela
-1 Colher de Sopa de nozes picadas
- Água
Instruções:
Comece por pré-aquecer o forno a 350 graus.

Enquanto seu forno pré-aquece, adicione ¼ "de água a uma assadeira que seja grande o suficiente para caber suas metades de abóbora". Coloque suas metades de abóbora na água no lado da pele do prato para baixo.

Uma vez que seu forno é pré-aquecido, cozinhe sua abóbora até que esteja macia - isso deve levar cerca de uma hora.

Depois de cozido, retire a polpa do forno e deixe esfriar.

Uma vez que sua abóbora tenha esfriado, retire o meio da abóbora e coloque em uma tigela de café da manhã. Use um garfo para misturar a abóbora e, quando ela tiver uma consistência suave, adicione a sua canela e leite de coco e misture tudo. Uma vez misturado, polvilhe suas nozes por cima e sirva!

Se desejar, você pode aquecer este "aveia" antes de comer.

<u>Muffins de limão e mirtilo</u>

Porções: 12
Calorias: 279

Gordura: 18.4g
Proteína: 8g
Carboidratos: 25.1g
Ingredientes:
- 3 ovos à temperatura ambiente
- ½ xícara de óleo de coco derretido
- ¼ xícara de açúcar de coco
- 1 limão raspado
- 1 colher de chá de extrato de limão
- ¾ colher de chá de sal marinho
- ½ colher de chá de bicarbonato de sódio
- ¼ colher de chá fermento em pó
- 1 ½ xícaras de farinha de amêndoa
- 1 xícara de mirtilos
- ½ xícara de manteiga de coco derretida (para glacê)
- ½ xícara de mel cru (para glacê)
- 1 limão espremido (para esmalte)

Instruções:

Comece por pré-aquecer o forno a 350 graus.

Enquanto o seu forno pré-aquece, forre uma forma de 12 muffins com forros de papel.

Em uma tigela, misture o extrato de limão, o açúcar de coco, as raspas de limão, o óleo de coco e os ovos e bata até ficar bem misturado.

Sobre uma tigela limpa, usando uma peneira, peneire seu fermento, sal, bicarbonato de sódio juntos. Em seguida, mexa sua farinha de amêndoa para esta mistura seca.

Uma vez que sua mistura de farinha de amêndoa é bem combinada, misture lentamente a sua mistura molhada até obter uma massa lisa.

Usando uma espátula de silicone, dobre delicadamente os mirtilos para a massa.

Em seguida, coloque sua massa nos forros de muffin de papel, enchendo cada um deles para deixar espaço para a expansão.

Coloque os seus muffins no forno, uma vez que é pré-aquecido e asse por 30 minutos ou até que esteja cozido.

Uma vez que seus muffins tenham sido cozidos e resfriados, pegue uma tigela limpa e misture seu mel, manteiga de coco e suco de limão para o seu esmalte. Quando estes ingredientes são suaves, regue-os sobre os seus bolinhos frios!

Panquecas Paleo

Porções: 4
Calorias: 120
Gordura: 7,4 g
Proteína: 5,7g
Carboidratos: 8,3 g
Ingredientes:
- 1 banana amassada
- 3 ovos
- ¼ xícara de farinha de amêndoa
-1 Colher de Sopa de manteiga de amêndoa
- 1 colher de chá de extrato de baunilha
- ½ colher de chá de canela
- 1/8 colher de chá de bicarbonato de sódio
- 1/8 colher de chá de fermento em pó
- 1 colher de chá de azeite

Instruções:
Em uma tigela, misture sua manteiga de amêndoas, banana, farinha de amêndoa, ovos, extrato de baunilha, bicarbonato de sódio, canela e fermento em pó. Use um

batedor para misturar seus ingredientes até obter uma massa lisa.

Em seguida, adicione seu azeite a uma frigideira e aqueça em fogo médio-alto em seu fogão. Uma vez quente, coloque a massa na frigideira como se estivesse fazendo panquecas tradicionais.

Cozinhe suas panquecas até ver bolhas no centro, depois vire e cozinhe até que o outro lado esteja dourado também.

Cozinhe todas as suas panquecas e sirva quente com o seu xarope ou cobertura favorita!

Vitamina de banana

Porções: 1
Calorias: 334
Gordura: 12.8g
Proteína: 3.7g
Carboidratos: 56g
Ingredientes:
- 2 bananas congeladas e descascadas
- 1 colher de chá de extrato de baunilha
- ¼ xícara de leite de coco

Instruções:
Em seu liquidificador, combine seu extrato de baunilha e suas bananas. Purê estes ingredientes até que estejam lisos. Uma vez suave, adicione o seu leite de coco lentamente até que você em uma consistência de vitamina. Se necessário, adicione mais leite de coco.

Pão de café da manhã de abóbora

Porções: 8
Calorias: 248
Gordura: 13.1g
Proteína: 5,8g
Carboidratos: 28,9g
Ingredientes:
- 1 ½ xícaras de farinha de amêndoa
- ½ xícara de farinha de coco
- 5 colheres de chá de tempero torta de abóbora
- 1 ½ colher de chá de bicarbonato de sódio
- 1 ½ colher de chá de fermento em pó
- 1 colher de chá de sal marinho

- 1 lata (15 oz.) Purê de abóbora (NÃO recheio de torta)
- 4 ovos
- ½ xícara de xarope de bordo
- 5 colheres de sopa de óleo de coco derretido
- 2 colheres de chá de extrato de baunilha

Instruções:

Comece por pré-aquecer o forno a 350 graus. Enquanto o seu forno aquece antes, forre uma forma de pão com papel vegetal.

Agora, pegue uma tigela e misture a farinha de coco, a farinha de amêndoa, o bicarbonato de sódio, a torta de abóbora, o fermento e o sal. Misture bem usando um batedor ou suas mãos.

Agora, pegue outra tigela e combine seus ovos, purê de abóbora, óleo de coco, xarope de bordo e extrato de baunilha. Bata esses ingredientes juntos até misturar bem e, em seguida, adicione a mistura de ingredientes secos e bata até ficar homogêneo.

Despeje a massa na forma de pão e depois asse no forno pré-aquecido por uma hora ou até que esteja cozido. Deixe esfriar para aquecer antes de comer.

Barrinhas de café da manhã de proteína

Porções: 20
Calorias: 356
Gordura: 25,2g
Proteína: 12,5g
Carboidratos: 25,4g
Ingredientes:
- 2 xícaras de nozes
- 1 xícara de nozes
- 2 xícaras de amêndoas
- 1 xícara de sementes de abóbora
- 1 xícara de oxicocos secos
- 1 xícara de pó de proteína de baunilha de sua escolha
- ½ xícara de tâmara
- ½ xícara de passas
- ½ xícara de farinha de coco
- ¼ xícara de xarope de bordo
- 3 colheres de sopa de óleo de coco
-        1 Colher de Sopa de extrato de baunilha

- 1 ½ colher de chá de canela
- 1 ½ colher de chá de melaço

Instruções:

Comece por pré-aquecer o seu forno a 220 graus. Enquanto o forno está aquecendo, forre uma assadeira e espalhe suas nozes e nozes para que você possa assá-las.

Uma vez que seu forno nos pré-aquecido, assar as nozes por 30 minutos até que estejam perfumadas. Retire as nozes do forno e reserve.

Aumente a temperatura do forno para 230 graus. À medida que o forno aquece de novo, pegue uma panela de 9 "x 13" e engraxe com manteiga de coco.

Em seu liquidificador, combine suas pecãs, nozes e suas amêndoas juntas e pulsar até obter uma pequena consistência de cascalho.

Despeje esta mistura de nozes em uma tigela e acrescente seus oxicocos, sementes de abóbora, tâmaras, proteína em pó, passas, xarope de bordo, farinha de coco, extrato de baunilha, óleo de coco, melaço e canela. Use uma espátula de silicone para misturar bem esses ingredientes.

Uma vez misturados, coloque esses ingredientes na sua panela untada. Coloque a panela no forno pré-aquecido e cozinhe por 40 minutos ou até dourar.

Vitamina de framboesa tropical

Porções: 2
Calorias: 373
Gordura: 14.2g
Proteína: 3.6g
Carboidratos: 64,8 g
Ingredientes:
- 2 bananas cortadas em pedaços
- 1 xícara de framboesas congeladas
-2 colheres de sopa de pecãs cortados ao meio
-1 Colher de Sopa de óleo de coco
- 1 Colher de Sopa de farinha de semente de linho
- 1 data sem caroço
- 16 fl. oz. agua
Instruções:

Coloque todos os ingredientes no liquidificador e bata até ficar homogêneo. Despeje em um copo e sirva!

Tigela de Frutas Tropical

Porções: 1
Calorias: 317
Gordura: 16.3g
Proteína: 3.3g
Carboidratos: 45g
Ingredientes:
- 1 banana fatiada
- ½ xícara de fatias de pêssego congeladas
- 2 colheres de sopa de molho de maçã natural
- 2 colheres de sopa d'agua
- 2 colheres de chá de óleo de coco
- 1 Colher de Sopa de coco ralado sem açúcar (para cobertura)
- 1 Colher de Sopa de amêndoas fatiadas (para cobertura)
- 1 Colher de Sopa de passas (para cobertura)
Instruções:

Em um liquidificador, combine seus pêssegos, ½ sua banana, maçã, óleo de coco e água e misture até obter uma consistência suave.

Despeje seus ingredientes misturados em uma tigela e organize a banana restante em cima da vitamina. Polvilhe seu coco, passas e amêndoas por cima e sirva!

Ovos mexidos e tomate

Porções: 3
Calorias: 264
Gordura: 19,7g
Proteína: 14,5g
Carboidratos: 9,2 g
Ingredientes:
- 2 colheres de sopa de óleo de abacate
- 6 ovos batidos
- 4 tomates em fatias
- 2 cebolas verdes cortadas

Instruções:
Em uma frigideira grande, aqueça 1 colher de sopa de seu óleo de abacate em fogo médio. Uma vez aquecida, cozinhe seus ovos mexendo com uma espátula de

silicone até que estejam quase cozidos. Depois de quase cozido, deslize seus ovos em um prato.

Agora, adicione o restante do óleo de abacate à frigideira e cozinhe os tomates até que a maior parte do líquido tenha desaparecido. Agora, coloque seus ovos de volta na frigideira e adicione suas cebolas verdes. Agite todos esses ingredientes por 45 segundos ou mais até que seus ovos estejam cozidos.

Bebês holandeses deliciosos

NOTA: Esta receita contém manteiga!
Porções: 6
Calorias: 297
Gordura: 25g
Proteína: 9,4g
Carboidratos: 10g
Ingredientes:
- Manteiga de 1/3 xícara (alimentada com capim)
- 8 ovos
- 1 xícara de leite de coco

- ¼ xícara de farinha de castanha
- 1/3 xícara de pó de araruta
- 1 colher de chá de extrato de limão
- Pó de Stevia 1g
- ½ colher de chá de sal marinho

Instruções:

Comece por pré-aquecer o forno a 425 graus.

Enquanto seu forno aquece, pegue uma caçarola de 9 "x 13" e coloque sua manteiga nela. Uma vez que o forno tenha pré-aquecido, coloque o prato no forno para que sua manteiga possa derreter. Quando a sua manteiga derreter e dourar, retire o prato do forno.

Agora, em seu liquidificador, pulse seus ovos até que estejam completamente lisos. Uma vez suave, despeje o extrato de limão, leite de coco, sal marinho, stevia, farinha de castanha e pó de araruta. Misture esses ingredientes até que estejam completamente lisos.

Despeje sua mistura de pó de araruta misturada sobre sua manteiga derretida na caçarola. Agora, coloque a caçarola no forno e cozinhe por 20 minutos ou até que o meio do prato esteja assentado e as bordas estejam marrons.

Ovos em Abacates

Porções: 2
Calorias: 248
Gordura: 20,9 g
Proteína: 9g
Carboidratos: 9,2 g
Ingredientes:
- 1 abacate cortado ao meio e sem caroço
- 2 ovos
- 2 fatias de bacon cozidas desintegradas
- 2 colheres de chá de cebolinha picada fresca
- 1 pitada de salsa seca
- Sal marinho e pimenta do reino a gosto
Instruções:
Pré-aqueça seu forno a 425 graus.
Enquanto seu forno pré-aquece, quebre seus ovos em uma tigela pequena.
Agora, pegue uma assadeira grande o suficiente para caber as duas metades do seu abacate. Defina o seu lado de pele de

abacate para baixo e muito cuidadosamente colher as gemas de seus ovos para os buracos no centro das metades de abacate. Encha o resto do buraco de abacate com a clara de ovo.

Depois de ter enchido os centros de ambos os seus abacates, polvilhe cada abacate preenchido com salsa, cebolinha, sal e pimenta.

Quando o seu forno tiver pré-aquecido, asse os seus abacates com ovo durante 15 minutos ou até os ovos ficarem bem cozidos. Quando cozido completamente, coloque o bacon em cima de cada metade do abacate e sirva.

Vitamina de café da manhã de banana

Porções: 2
Calorias: 250
Gordura: 12g
Proteína: 5,4g
Carboidratos: 34,9 g
Ingredientes:
- 2 bananas

- 1 xícara de fatias de pêssego congeladas
- 1 Colher de Sopa de sementes de cânhamo
- 2 xícaras de água
- 2 colheres de sopa de manteiga de amêndoa

Instruções:

Pegue o liquidificador e adicione as bananas. Em cima de suas bananas adicione sua manteiga de amêndoa, pêssegos fatiados e sementes de cânhamo. Adicione a sua água e purê até obter um líquido completamente liso. Despeje em copos e sirva!

Capítulo 5: 12 receitas de almoço Paleo

O almoço é outro aspecto importante da dieta paleo porque garante que você coma em intervalos regulares ao longo do dia! Vamos dar uma olhada em doze das nossas receitas de almoço paleo favoritas!

Sopa De Curry De Batata Doce

Porções: 4
Calorias: 340
Gordura: 12.8g
Proteína: 6,3 g
Carboidratos: 53.3g
Ingredientes:
- 3 batatas doces descascadas e cortadas em cubos
-   2 xícaras de caldo de carne
- 1 xícara de leite de coco sem açúcar
- 1 chalota picada
-   2 colheres de sopa de xarope de bordo
-   2 colheres de chá de curry em pó
-   1 colher de chá de sal marinho
-   1 colher de chá de pimenta em pó

- 1 colher de chá de colorau

Instruções:

Em uma panela grande em fogo médio-alto, adicione suas batatas doces ao seu caldo de carne. Cozinhe por cerca de 10 minutos ou até que todas as suas batatas doces estejam macias.

Uma vez que suas batatas doces são tenras, amasse-as no caldo com um espremedor de batatas.

Depois de ter esmagado as batatas doces, acrescente o restante dos ingredientes à panela e cozinhe por cerca de 10 minutos ou até que tudo esteja aquecido.

Quando sua sopa estiver aquecida, retire-a do fogo e use um liquidificador de imersão para alisar antes de servir.

Wrap de Salada de Frango com Abacate

Porções: 4
Calorias: 471
Gordura: 25,5g
Proteína: 42.7g
Carboidratos: 21.6g
Ingredientes:

- 2 abacates descascados e triturados
- 1 limão
- 2 colheres de sopa de manjericão fresco picado
- ½ colher de chá de sal de alho
- ½ colher de chá. Pimenta preta
- 4 xícaras de frango cozido picado
- ¼ xícara de passas ou sultanas
- ¼ xícara de nozes picadas
- 2 cabeças de folhas de alface

Instruções:

Em uma tigela, misture seus abacates com manjericão, suco de limão, pimenta e sal de alho e, usando um garfo, misture-os.

Uma vez que sua mistura de abacate é bem combinada e amassada, adicione suas passas ou sultanas, frango e nozes e mexa com uma espátula de silicone para misturar bem os ingredientes.

Coloque suas folhas de alface e junte a salada de frango a elas e enrole.

Muffins De Ovos

Porções: 12

Calorias: 89
Gordura: 7,1 g
Proteína: 5,2g
Carboidratos: 1,2g
Ingredientes:
- 4 fatias de bacon cozido
- ½ xícara de cebola picada
- ½ xícara de espinafre picado
- 2 colheres de sopa de azeite
- ½ xícara de cogumelos picados
- 6 ovos batidos
- ¼ xícara de queijo feta se desintegra

Instruções:
Comece por pré-aquecer o forno a 450 graus.

Enquanto o forno aquece, cubra os muffins com forros de papel e unte-os com azeite.

Agora, pegue uma frigideira e use sua gordura de preferência para engraxar. Em fogo médio, aqueça sua frigideira e adicione seus cogumelos, espinafre e cebola. Cozinhe esses ingredientes até que suas cebolas estejam macias. Tire a frigideira do fogo e reserve.

Em um liquidificador, pulse sua cebola, espinafre e mistura de cogumelos até obter uma consistência suave.

Pegue uma tigela e despeje a mistura de cebola nela. Adicione o seu queijo feta, ovos e bacon e misture com uma espátula de silicone até que tudo esteja uniformemente misturado. Despeje sua mistura em seus copos de muffin.

Asse os seus muffins no seu forno pré-aquecido por 35 minutos ou até que seus muffins estejam cozidos.

Marinara de Ovos

Porções: 4
Calorias: 126
Gordura: 6,7g
Proteína: 7,4g
Carboidratos: 9g
Ingredientes:
- 4 ovos
- 1 xícara de molho marinara paleo friendly
- 1 xícara de água
Instruções:

Comece por pré-aquecer o forno a 350 graus.

Enquanto o seu forno pré-aquece, aqueça o seu copo de água até obter vapor, mas não está a ferver. Tire a água do vapor do fogo e despeje-a no fundo de uma caçarola.

Agora, pegue quatro ramekins e adicione ¼ xícara de seu molho marinara em cada ramekin. Crack um ovo sobre cada ramekin de marinara e, em seguida, coloque os ramekins para a caçarola.

Depois de colocar todos os quatro ramekins na caçarola, adicione mais água para se certificar de que cada ramekin é coberto até a metade do caminho.

Quando o forno estiver pré-aquecido, coloque a caçarola no forno e asse por 25 minutos ou até que os ovos estejam cozidos.

Cozido de Bife Paleo

Esta receita inclui manteiga!
Porções: 6

Calorias: 282
Gordura: 11.3g
Proteína: 23,3g
Carboidratos: 22g

Ingredientes:
- 1 ½ libras de carne de guisado de carne em cubos
- 2 colheres de sopa de manteiga (alimentada com capim)
- 1 cebola em cubos
- 1 ½ xícaras de cenoura
- 1 ½ xícaras de batatas picadas (batata doce, se preferir)
- 3 folhas de louro secas
- 1 lata (10.75 oz.) Sopa de tomate
- 1 ½ latas de sopa de água
- 1 Colher de Sopa de molho de bife
- 1 pacote (1 oz.) de sopa de cebola seca
- ½ colher de chá de tempero de pimenta limão

Instruções:
Em um fogão lento, adicione sua carne e manteiga. Em cima da carne, adicione suas cenouras, cebola, batatas e folhas de louro.

Em uma tigela, misture o molho de carne, água, sopa de tomate e sopa de cebola. Uma vez que eles estão bem misturados, adicione os ingredientes líquidos para o fogão lento e jogue seu tempero de pimenta limão por cima.

Cubra o seu fogão lento e cozinhe em fogo baixo por 8 a 10 horas até que sua carne esteja macia.

Sopa de couve-flor

Esta receita contém manteiga!
Porções: 4
Calorias: 142
Gordura: 7,7g
Proteína: 7,9g
Carboidratos: 12,3 g
Ingredientes:
-2 colheres de sopa de manteiga (alimentada com capim)
- 1 xícara de cebola picada
- 5 xícaras de couve-flor picada
- 2 dentes de alho picados
- 5 xícaras de caldo de galinha com baixo teor de sódio

-1 colher de chá de sal marinho
- ¾ Colher de chá de Pimenta preta
-1 colher de chá de óleo de trufa branca

Instruções:

Em uma panela grande, derreta a manteiga. Uma vez derretido, adicione as cebolas e cozinhe até ficarem macias.

Quando suas cebolas estiverem macias, acrescente seu alho às cebolas e acrescente sua couve-flor. Cozinhe até que sua couve-flor esteja amolecida. Adicione o caldo de galinha e sal e pimenta para a panela e mexa para misturar bem.

Cubra a panela e deixe a sopa ferver por 25 minutos ou até que a couve-flor esteja completamente macia.

Após 25 minutos, retire a sopa do fogão e use um liquidificador de imersão para misturar até ficar homogêneo. Regue o topo de cada tigela com o óleo de trufas antes de servir.

"Pizza" Paleo

Doses: 6
Calorias: 506
Gordura: 27.8g
Proteína: 56,5g
Carboidratos: 5.1g

Ingredientes:
- 2 libras carne moída extra magra (se possível, moer o seu próprio)
- 2 ovos
- ½ xícara de queijo parmesão ralado
- 12 oz. queijo mozzarella ralado
- 1 xícara de molho de tomate
- 3,5 oz. fatias de calabresa
- 1 Colher de Sopa de sal
- 1 colher de chá de sementes de alcaravia
- 1 colher de chá de orégano
- 1 colher de chá de sal de alho
- 1 colher de chá de Pimenta preta
- 1 colher de chá de flocos de pimenta vermelha

Instruções:

Comece por pré-aquecer o forno a 450 graus.

Enquanto o seu forno pré-aquece, pegue uma tigela e junte as sementes de alcaravia, o sal, o sal de alho, o orégano, os flocos de pimenta vermelha e a pimenta-do-reino. Misture bem esses ingredientes secos.

Em uma tigela, misture seus ovos e carne e use as mãos para misturá-las bem. Jogue seus ingredientes secos que você acabou de misturar na sua mistura de carne. Adicione seu queijo parmesão também. Misture bem esses ingredientes.

Unte uma assadeira de 12 "x 17" e pressione a carne na assadeira o mais uniformemente possível.

Uma vez que seu forno é pré-aquecido, assar seu prato por 10 minutos ou até que a carne não é mais rosa. Retire o seu prato do forno e retire o excesso de gordura.

Agora, abaixe o rack em seu forno até que esteja a 6 "do elemento de aquecimento e ligue o forno".

Polvilhe sua carne com 1/3 do seu queijo mozzarella, em seguida, despeje o molho de tomate sobre o queijo. Agora espanar outro 1/3 do seu queijo mozzarella sobre o molho de tomate. Em cima da segunda camada de queijo mozarela coloque o seu pepperoni e cubra com o resto da sua mozarela.

Coloque o seu prato de pizza no forno e frite até que o queijo esteja dourado. Retire do forno, corte e sirva!

Hambúrgueres Paleo de Peru

Porções: 8
Calorias: 206
Gordura: 8,6g
Proteína: 22.8g
Carboidratos: 10g
Ingredientes:
- 2 libras de peru à terra
- 1 maçã granny smithpicada
- ¼ xícara de cogumelos picados
- 3 cebolinhas picadas
- 3 colheres de sopa de molho de churrasco paleo aprovado
- 2 colheres de sopa de chutney de manga picante (comprado)
- 2 colheres de sopa de geleia de pimenta vermelha
- 2 shakes de molho inglês

- 1 sal marinho
- 1 pó de alho traço
- Pimenta preta a gosto
- 16 rodadas de sanduíche paleo (não incluídas na informação nutricional)

Instruções:

Comece girando sua grelha para fogo médio e certifique-se de que a grade da grelha esteja untada apenas o suficiente para impedir que o hambúrguer grude.

Enquanto sua grelha esquenta, pegue uma tigela grande e misture todos os ingredientes. Use suas mãos para misturar tudo bem. Uma vez misturados, formar 8 rissóis dos ingredientes misturados e coloque-os em um prato.

Cozinhe seus hambúrgueres na grelha até que estejam cozidos.

Uma vez cozido, coloque o hambúrguer de hambúrguer de peru entre as rodelas de sanduíches e coma como hambúrguer!

Salada de couve de pecorino

Porções: 4

Calorias: 317
Gordura: 24,5g
Proteína: 9.3g
Carboidratos: 18g
Ingredientes:
- 3 fatias de pancetta picada
- 1 lata (14 oz.) Corações de alcachofra esquartejados e esquartejados
- 1 ramo de couve picado
- ¼ xícara de azeite
- 1 limão espremido
- 1 colher de chá de sal marinho
- ¾ Colher de chá de Pimenta preta
- ¼ xícara de queijo pecorino ralado

Instruções:
Em uma frigideira, aqueça 1 colher de sopa. do seu azeite em fogo médio. Uma vez quente, adicione sua pancetta na panela e cozinhe até que esteja crocante. Uma vez crocante, retire da panela e reserve em uma toalha de papel para drenar.

Na mesma frigideira que você usou para a pancetta, cozinhe seus corações de alcachofra até dourar. Depois de dourar, ponha os corações de alcachofra de lado e desligue o fogo.

Agora, pegue uma tigela grande e jogue a couve. Coloque os seus corações de alcachofra porpor cima e depois os cubra com a pancetta. Polvilhe 3 colheres de sopa de seu azeite de oliva sobre sua mistura de salada, seguida de seu suco de limão. Sal e pimenta a salada ao seu gosto e, em seguida, misture tudo para combinar bem.

Antes de servir raspe o queijo pecorino por cima!

<u>Hambúrgueres de Salmão</u>

Porções: 4
Calorias: 231
Gordura: 15.7g
Proteína: 19,9 g
Carboidratos: 2.3g
Ingredientes:
- 7,5 oz. salmão selvagem do Alasca cozido e picado
- ¼ xícara de farinha de amêndoa

- 3 ovos
- 2 colheres de sopa de azeite
- Sal e pimenta a gosto
- 8 rodadas de sanduíche paleo (não incluídas na informação nutricional)

Instruções:

Em uma tigela, misture seu salmão, ovos, farinha de amêndoa, sal e pimenta e 1 colher de sopa de azeite. Use as mãos para misturar bem os ingredientes e depois faça 4 hambúrgueres. Deixe seus hambúrgueres de lado.

Em uma frigideira em fogo médio, aqueça 1 colher de sopa de seu azeite e cozinhe seus rissóis até que estejam aquecidos durante todo o tempo e bronzeado do lado de fora.

Sirva como está, ou sirva entre duas rodelas de sanduíches, se quiser!

Salsicha de peru e brócolis Rabe

Porções: 2
Calorias: 688
Gordura: 54,6 g

Proteína: 32.4g
Carboidratos: 18,7g
Ingredientes:
- 4 fatias de salsicha italiana de peru
- 3 colheres de sopa de azeite
- 2 dentes de alho picados
- 2 cachos aparados brócolis rabe
- Raspas de limão a gosto
- Traço de pimenta vermelha
- Sal marinho a gosto
- ½ limão

Instruções:
Em uma frigideira grande, aqueça um pouco do seu azeite em fogo médio - o suficiente para cobrir o fundo da frigideira. Uma vez que seu azeite está quente, adicione suas fatias de salsicha e cozinhe-as até ficarem marrons. Quando a salsicha estiver dourada, adicione o alho e cozinhe por um minuto, mexendo. Tenha cuidado para que seu alho não queime.

Agora adicione o rabe de brócolis e mexa para misturar. Adicione as raspas de limão à sua frigideira ao seu gosto e, em seguida, adicione uma pitada de pimenta vermelha e uma pitada de sal marinho. Misture para revestir os brócolis rabe.

Cozinhe por 15 minutos até que seus brócolis estejam murchado. Uma vez murcha, esprema seu limão sobre seus ingredientes na panela.

Emprate sua salsicha de peru, brócolis rabe mistura e sirva.

Bruschetta Paleo

Porções: 4
Calorias: 169
Gordura: 14.1g
Proteína: 2.6g
Carboidratos: 8,6g
Ingredientes:
- 1 lata de alcachofra escorrida e picada (14 onças)
- 2 dentes de alho picados
- 1 colher de chá de sal marinho
- ½ colher de chá. Pimenta preta

- ½ pimentão vermelho picado
- ¼ xícara de azeite
- 3 colheres de sopa de manjericão fresco picado
- 2 colheres de sopa de cebola vermelha picada
- 1 Colher de Sopa de alcaparras drenadas

Instruções:

Em uma tigela grande, misture seus corações de alcachofra com sal marinho, pimenta preta e alho. Certifique-se de misturar bem antes de adicionar seu azeite, pimentão vermelho, cebola e manjericão. Mexa novamente suavemente para misturar. Adicione suas alcaparras ao topo da sua mistura e prato!

Capítulo 6: 12 receitas de jantar Paleo

Para muitas pessoas, o jantar é a refeição mais importante do dia, não só porque fornece uma porção significativa de sua nutrição, mas também porque permite o vínculo familiar. Abaixo, cobrimos doze de nossas receitas de jantar de paleo favoritas que você pode fazer junto com sua família para incentivar a alimentação saudável da família!

Pimentão Paleo

Porções: 4
Calorias: 380
Gordura: 17,2 g
Proteína: 33g
Carboidratos: 26,4g
Ingredientes:
- linguiça de porco moída picante ½ libras (peru, se preferir)
- 1 quilo bisão
- 4 dentes de alho picados
- 1 xícara de pimentão vermelho picado

- 1 xícara de pimentão verde picado
- 1 xícara de cebola amarela picada
- 1 ½ colher de chá de óleo de coco
- 1 xícara de água fervente
- 1 pimenta chipotle seca (sem haste)
- 1 Colher de Sopa. Pimenta em pó
- 1 Colher de Sopa de cominho
- 1 colher de chá de orégano
- 1 colher de chá pó de cacau sem açúcar
- 1 colher de chá de molho Worcestershire
- 1 lata (28 oz.) Tomate esmagado
- 1 ½ colher de chá de sal marinho
- ½ colher de chá. Pimenta preta

Instruções:

Pegue sua água fervente e coloque a pimenta chipotle na água e deixe de molho por 10 minutos ou até que fique macia. Uma vez macio, pegue a pimenta da água e pique finamente.

Agora, em uma panela grande, derreta seu óleo de coco em fogo médio. Uma vez que o óleo de coco é derretido, adicione o pimentão verde, cebola e pimentão vermelho e mexa. Deixe cozinhar por 5 a 10 minutos ou até que suas pimentas estejam macias.

Uma vez que suas pimentas estejam macias, adicione sua pimenta chipotle e seu alho e misture a mistura. Deixe os ingredientes cozinhar por cerca de um minuto antes de mexer em sua carne de salsicha e bisão. Deixe cozinhar por cerca de 10 minutos ou até que sua carne esteja cozida.

Quando a carne estiver dourada, misture o orégano, a pimenta em pó, o cominho, o cacau em pó e o molho Worcestershire na panela. Misture bem e adicione os tomates esmagados, sal e pimenta preta. Mexa novamente e deixe seus ingredientes ferverem.

Depois que seus ingredientes ferverem, diminua a temperatura e deixe ferver por cerca de 10 minutos. Servir!

Carbonara Paleo

Porções: 4
Calorias: 428
Gordura: 28.7g
Proteína: 12,9 g

Carboidratos: 34,4g
Ingredientes:
- 1 polpa de espaguete com metade de sementes
- 8 fatias de bacon
- ¼ xícara de azeite
- 1 tomate picado
- 1 colher de chá de sal marinho
- 1 colher de chá de Pimenta preta
- 4 gemas
- 3 raminhos de manjericão

Instruções:
Comece por pré-aquecer o forno a 400 graus.

Enquanto o seu forno pré-aquece, pegue uma assadeira coberta e coloque as metades de abóbora com a casca para baixo.

Uma vez que seu forno é pré-aquecido, assar sua abóbora por 45 minutos ou até que esteja completamente macia. Quando sua abóbora estiver macia durante todo o tempo, raspe o interior da abóbora em uma tigela com um garfo.

Agora, pegue uma frigideira grande e em fogo médio-alto, aqueça o azeite. Uma vez quente, adicione o bacon e cozinhe até dourar. Uma vez que seu bacon esteja cozido, misture seus fios de abóbora. Cozinhe até que a abóbora esteja completamente amolecida e adicione o tomate, o sal e a pimenta. Mexa seus ingredientes e tire a frigideira do fogo.

Adicione as gemas à sua frigideira e junte a polpa sem deixar que ela toque no metal da frigideira. Sua mistura de abóbora ficará cremosa na textura. Divida a sua mistura entre taças e jogue o seu manjericão por cima!

MeatloafPaleo

Porções: 10
Calorias: 290
Gordura: 17.8g
Proteína: 25,9 g
Carboidratos: 5g
Ingredientes:
- 3 fatias de bacon cortadas em 10
- 1 ovo levemente batido
- 1 2/3 libras carne moída magra

-Sal e pimenta a gosto
- 1 pitada de salsa fresca picada
- 1 pitada de tomilho fresco picado
- 3 dentes de alho picados
- 1 xícara de folhas de espinafre
- 1 lata em cubos (14.5 oz) tomates assados no fogo
- ¾ xícara de cebola picada
- ¾ xícara de cenoura cortada
- 1 Colher de Sopa de óleo de coco

Instruções:

Em uma panela grande, aqueça seu óleo de coco em fogo médio. Depois de aquecido, adicione a cebola e as cenouras e cozinhe até que estejam um pouco amolecidas. Uma vez amolecido um pouco, coloque o seu espinafre, tomate, tomilho, alho, sal, salsa e pimenta preta. Misture bem. Deixe a sua mistura ferver e reduza o fogo para médio-baixo.

Deixe o seu pote ferver por 20 minutos antes de tirá-lo do fogo e deixe descansar por 10 minutos para esfriar.

Enquanto espera, aqueça previamente o forno a 400 graus e cubra uma assadeira com papel alumínio.

Agora que seu pote de ingredientes esfria um pouco, use um liquidificador de imersão e misture até obter uma consistência suave.

Em uma tigela grande, combine sua mistura de purê, ovo e carne moída. Você pode usar as mãos, mas se o purê ainda estiver quente demais, use uma espátula de silicone para misturar tudo.

Agora, quebre sua mistura em dez partes e faça cada pedaço de mistura de bolo de carne com a forma de um pão. Coloque os pães na assadeira e coloque um pedaço de bacon em cima de cada mini bolo de carne.

Asse os seus meatloaves no seu forno pré-aquecido por 45 minutos ou até que estejam cozidos durante todo o tempo. Servir!

Bolinhos De Caranguejo Paleo

Doses: 6
Calorias: 114
Gordura: 6,8 g

Proteína: 9,7g
Carboidratos: 4,3 g
Ingredientes:
- 1 libras carne fresca de caranguejo fixo
- 1 ovo
- 2 colheres de sopa de maionese
- 1 colher de chá. Mostarda de Dijon
- ½ colher de chá de molho Worcestershire
- ¼ colher de chá. Molho Tabasco
- ¼ colher de chá de suco de limão
- 1 ½ colher de chá de tempero de frutos do mar
- Pimenta preta a gosto
- ¼ xícara de farinha de amêndoa
- 1 Colher de Sopa de pimenta vermelha em cubos
- 2 colheres de chá de cebola verde em fatias
- 1 Colher de Sopa de salsa picada
- 1/3 xícara de farinha de amêndoa

Instruções:
Comece por untar uma assadeira.

Em uma tigela, misture a maionese, o ovo, o molho Worcestershire, a mostarda Dijon, o suco de limão, o molho Tabasco, o tempero de frutos do mar e a pimenta preta. Mexa juntos usando uma espátula de silicone, certificando-se de misturar tudo bem juntos.

Em uma tigela limpa, coloque a carne de caranguejo e coloque a mistura de ovos na carne. Use as mãos para misturar a carne de caranguejo e a mistura de ovos. Uma vez bem misturado, adicione em seus pimentões, ¼ xícara de sua farinha de amêndoa, pimenta vermelha, parley e cebolinha. Use as mãos para misturar todos os seus ingredientes novamente.

Agora, quebre sua mistura em seis porções pares e use suas mãos para fazer um hambúrguer com cada porção de seus ingredientes. Deixe seus hambúrgueres de lado.

Em uma tigela limpa, deixe o resto da farinha de amêndoa. Pegue cada um de seus hambúrgueres e cubra-os com a farinha de amêndoa e coloque-os em sua assadeira.

Coloque seus hambúrgueres na geladeira por uma hora.

Uma vez que os hambúrgueres tenham terminado de esfriar na geladeira, pré-aqueça seu forno a 400 graus. Quando o forno tiver pré-aquecido, asse os seus bolos de caranguejo durante 20 minutos ou até que os bolos estejam dourados.

Tilápia de coco

Porções: 4
Calorias: 462
Gordura: 26,5 g
Proteína: 32,9 g
Carboidratos: 24,7g
Ingredientes:
- 4 filés de tilápia (4 oz cada)
- 3 ovos batidos
- ½ xícara de farinha de coco
- ¾ xícara de coco em flocos sem açúcar
- 2 colheres de sopa de óleo de coco
- Sal marinho a gosto

Instruções:
Comece adicionando seu óleo de coco a uma frigideira grande e aquecendo-o em fogo médio-alto.

Como seu óleo aquece, pegue um prato e junte a farinha de coco, sal e coco. Agora pegue um pincel de silicone e pincele a mistura de ovo batido em ambos os lados de cada filé de tilápia. Draga os filés através de sua mistura de farinha de coco, certificando-se de cobrir os dois lados. Uma vez empanado, coloque cada filé sobre um prato limpo e seco, sem empilhá-los uns sobre os outros.

Com cuidado, coloque os filés à milanesa e cozinhe até dourar dos dois lados. Quando cozidos, os filés devem ser todos crocantes.

Stir Fry de Coco

Porções: 4
Calorias: 372
Gordura: 24,2g
Proteína: 25,8g
Carboidratos: 16g
Ingredientes:
- 1 quilo de peito de frango picado
- 1 ½ xícaras de leite de coco
- 1 Colher de Sopa de gengibre picado
- 1 Colher de Sopa de limonada
-1 Colher de Sopa de molho de peixe

- 1 colher de chá de molho de ostras
- 2 colheres de chá de alho picado
- ½ colher de chá de Sriracha
- 2 colheres de sopa de açúcar
- 1 Colher de Sopa de óleo de abacate
- ½ cebola cortada
- 1 ½ colher de chá de curry em pó
- 2 xícaras de floretes de brócolis

Instruções:

Comece tomando uma tigela grande e combinando o leite de coco, suco de limão, gengibre, molho de ostra, molho de peixe, Sriracha, alho e açúcar juntos. Misture bem esses ingredientes para distribuí-los.

Agora, pegue uma frigideira grande em fogo médio-alto e aqueça o óleo de abacate. Uma vez aquecida, adicione o frango até que esteja cozido. Quando o frango estiver cozido, reserve em um prato e cubra-o para mantê-lo aquecido.

Em seguida, adicione sua cebola e curry em pó na mesma frigideira que você acabou de usar e cozinhe até a cebola ficar macia. Uma vez tenra, misture seu brócolis e cozinhe por mais alguns minutos. Agora misture sua mistura de leite de coco desde o primeiro passo e deixe ferver.

Uma vez que o conteúdo da sua frigideira estiver fervendo, abaixe o fogo para médio e deixe tudo ferver por 4 minutos. Após 4 minutos, adicione o frango de volta à frigideira e continue cozinhando até que todos os vegetais estejam macios e o frango esteja aquecido.

Stir fry de Camarão

Porções: 4
Calorias: 388
Gordura: 31.7g
Proteína: 21.1g
Carboidratos: 5,9g
Ingredientes:
- 24 camarões grandes e descascados
- ½ xícara de suco de limão
- 1 cebola amarela picada
- ½ xícara de azeite
- 3 dentes de alho picados
-1 Colher de Sopa de raspas de limão
- 1 Colher de Sopa de gengibre ralado

-1 colher de chá de Açafrão moído
-1 Colher de Sopa de óleo de côco

Instruções:

Em uma tigela grande, misture a cebola, o suco de limão, o alho, o azeite de oliva, o gengibre, as raspas de limão e açafrão. Misture bem esses ingredientes para combiná-los. Uma vez misturado, coloque o camarão para esta mistura, cubra a tigela e coloque-o na geladeira durante a noite para deixar a marinada de camarão.

Na manhã seguinte, pegue a mistura de camarão da geladeira. Retire o camarão da marinada e deixe a marinada de lado.

Em fogo médio-alto, derreta o óleo de coco em uma frigideira grande. Uma vez derretido, adicione o camarão à frigideira e cozinhe até que estejam cozidos. Quando o camarão estiver cozido, despeje a marinada reservada na frigideira e continue mexendo enquanto a marinada começa a ferver.

Sirva com a marinada aquecida.

Lombo de Porco Temperado

Porções: 8
Calorias: 216
Gordura: 10g
Proteína: 18,9 g
Carboidratos: 12,5 g

Ingredientes:
- 2 libras lombo de porco magro sem osso em cubos
- 2 colheres de sopa de amido de batata
- ½ xícara de suco de laranja espremido na hora
- 1 Colher de Sopa de curry em pó
- 1 colher de chá de caldo de frango granulado
- ½ colher de chá de gengibre moído
- ¼ colher de chá de canela em pó
- ½ colher de chá de sal
- 1 maçã descascada, descascada e picada
- 1 cebola amarela picada
- 1 dente de alho picado
- xícara de uva
- ¼ xícara de coco em flocos sem açúcar
- 2 colheres de sopa de água fria

Instruções:
Retire seu fogão lento e jogue em seu suco de laranja, caldo de frango, curry em pó,

canela, gengibre e sal. Misture bem esses ingredientes para dispersá-los.

Adicione a maçã, o alho, a cebola, o coco e as passas da avó, e mexa novamente. Em seguida, coloque o seu porco em cima dos ingredientes que você já adicionou ao seu fogão lento.

Em uma tigela pequena, misture bem o amido de batata e a água até não deixar mais grumos. Depois de ter uma mistura suave, misture-o à sua mistura de fogão lento.

Coloque a tampa no fogão lento e cozinhe em fogo baixo por 6 horas, ou até que sua carne esteja macia e cozida.

JambalayaPaleo

Esta receita inclui manteiga!
Porções: 6
Calorias: 260
Gordura: 8.5g
Proteína: 31,8g
Carboidratos: 14,5g
Ingredientes:

- 1 libra de camarão descascado, preparado e cozido
- Peito de frango cozido, picado e resfriado
- 1 xícara de caldo de frango com baixo teor de sódio
- 1 colher de chá de molho picante
- 2 colheres de sopa de tempero cajun
- 2 abobrinhas em cubos
- 3 pimentões verdes cortados e sem sementes
- 1 lata de tomate esmagado (14 onças)
- 6 dentes de alho picados
- 2 salsichas andouille cortadas na vertical cortadas em pedaços.
- 1 cebola amarela picada
- 1 Colher de Sopa de manteiga (alimentada com capim)
- 1 Colher de Sopa de azeite

Instruções:

Em uma panela grande em fogo médio, aqueça sua manteiga e azeite. Uma vez que sua manteiga derreta, coloque a salsicha e a cebola. Mexa e cozinhe esses ingredientes até que suas cebolas comecem a ficar marrons.

Uma vez que as cebolas estejam douradas, adicione o alho e mexa bem. Cozinhe por 2 minutos e adicione os tomates esmagados, a abobrinha, o pimentão verde, o molho picante, o tempero Cajun e o caldo de galinha. Mexa para misturar bem e deixe seus ingredientes ferverem.

Quando os ingredientes começarem a ferver, abaixe o fogo para deixar a mistura ferver. Deixe este pote ferver até que todo o seu líquido tenha evaporado, certificando-se de mexer periodicamente para evitar grudar na panela. Levará cerca de 15 minutos para o líquido cozinhar.

Após o líquido ter sido cozido, adicione o camarão e o frango, mexa e deixe no fogo até que o camarão e o frango estejam quentes.

Stir Fry de Porco

Porções: 4
Calorias: 308
Gordura: 18g
Proteína: 22,4g

Carboidratos: 14,4g

Ingredientes:

- 1 lombo de porco em fatias finas
- 4 dentes de alho picados
- 1 Colher de Sopa de gengibre picado
- ½ xícara de coentro picado
- ¼ xícara mais 2 colheres de sopa de azeite
- 2 cebolas amarelas cortadas
- 1 pimentão vermelho fatiado
- 1 Colher de Sopa de limonada
- ½ xícara de coentro picado

Instruções:

Em uma tigela de cerâmica, misture ½ xícara de coentro, ¼ xícara de azeite de oliva, alho e gengibre. Misture bem os ingredientes e adicione o lombo de porco. Misture tudo para revestir o lombo de porco com os ingredientes uniformemente.

Uma vez que seu lombo de porco é coberto uniformemente, cubra a tigela e coloque-o na geladeira para marinar durante a noite

Na manhã seguinte, pegue sua carne de porco e marinada na geladeira e retire a carne de porco da marinada. Agite a carne bem sobre a tigela para deixar qualquer marinada extra escorrer. Jogue fora sua marinada.

Em uma frigideira grande, aqueça 1 colher de sopa. de azeite em fogo alto. Uma vez que o azeite esteja quente, adicione suas cebolas e mexa enquanto elas cozinham. Cozinhe até a cebola ficar macia e adicione o pimentão vermelho. Mexa a cebola e pimenta e deixe cozinhar por 3 minutos.

Após 3 minutos, adicione o seu porco à sua frigideira, coloque o sumo de lima e junte ½ xícara do seu coentro. Deixe esta mistura cozinhar enquanto mexendo. Uma vez que seu coentro começa a murchar, retire a mistura do fogo e sirva.

Frango com Gengibre

Porções: 6
Calorias: 309
Gordura: 6,7g
Proteína: 18.3g
Carboidratos: 47,3 g

Ingredientes:
- 2 peitos de frango desossados e sem pele
- 2 colheres de sopade azeite
- ¼ a mais ½ xícara de mel
- 2 colheres de sopa de gengibre picado
- 2 pimentões vermelhos picados
- 1 cebola amarela cortada em oitava
- 1 cabeça de brócolis picada
- 1 xícara de abacaxi descascado em cubos

Instruções:

Em uma frigideira grande, aqueça seu azeite em fogo médio. Uma vez que seu óleo esteja quente, acrescente seu frango, gengibre e ¼ xícara do seu mel. Mexa bem os ingredientes e deixe cozinhar até o frango ficar dourado.

Quando seu frango estiver dourado, adicione o brócolis, o pimentão, a cebola, o mel restante e o abacaxi. Mexa novamente para combinar seus ingredientes juntos.

Cubra sua frigideira e cozinhe até que todos os seus vegetais estejam macias ao mexer durante o cozimento. Servir.

Frango Adobo

Porções: 4
Calorias: 458
Gordura: 23.1g
Proteína: 40.4g
Carboidratos: 26,4g
Ingredientes:
- 8 coxas de frango sem pele
- 2 cebolas fatiadas
- 4 dentes de alho esmagados
- 2/3 xícara de vinagre de maçã
- 1/3 xícara de molho de soja com baixo teor de sódio
-1 Colher de Sopa de açúcar mascavo
- 1 folha de louro seca
- Pimenta preta a gosto
- 2 colheres de chá de páprica defumada
- 1 cabeça bok choy cortado em tiras
- 2 cebolas verdes cortadas

Instruções:
Retire o seu fogão lento, coloque o vinagre de maçã, cebola, alho, açúcar mascavo, molho de soja e louro e misture bem para combinar. Jogue em pimenta preta a gosto.

Agora, coloque as coxas de frango em cima dos ingredientes em seu fogão lento e espanar a páprica sobre o frango.

Cubra seu fogão lento e cozinhe em fogo baixo por 8 horas até que seu frango esteja bem cozido.

Após 8 horas, ligue o seu fogão lento em fogo alto e, em seguida, jogue o seu bok choy. Mexa para combinar seus ingredientes novamente, cubra o fogão lento e cozinhe por mais 5 minutos.

Reparta a mistura de frango e cubra com cebolinha antes de servir!

Conclusão

Espero que este livro tenha ajudado a guiá-lo pelos meandros da dieta paleo. Com as informações fornecidas nos capítulos acima, é minha esperança que você não só será capaz de ter sucesso na perda de peso, mas que você também terá sucesso em viver um estilo de vida mais saudável.

Agora que você aprendeu todos os fundamentos do estilo de vida paleo, é hora de dar o salto e começar! Não se assuste com esse novo estilo de vida, é uma melhor opção de estilo de vida e uma ótima maneira de perder peso e permanecer saudável! Quem não quer ser fabuloso e ao mesmo tempo passar pela estação do frio e da gripe sem levar um único dia de doença? Apenas lembre-se, iniciar qualquer nova dieta é um processo. Você vai escorregar e vai cometer erros, mas o importante é que você continue andando! Acreditem em mim, os resultados da vida paleo definitivamente valem a pena!

Parte 2

Introdução

A maioria das pessoas está ocupada na maior parte do dia durante a semana. Na maioria dos casos, isso se deve ao compromisso com o trabalho deles. A dieta Paleo é mais um estilo de vida que não seja uma dieta. Na maioria dos casos, um é restrito ao tipo de comida que eles comem. Esse não é o caso da Dieta Paleo. Ninguém limita sua ingestão de calorias na Dieta Paleo. A dieta é destinada a ajudar um indivíduo a alcançar uma vida mais saudável e normal. A maioria das dietas atuais foi processada e não existia há muitos anos. Com a Dieta Paleo, você perderá seu peso e queimará as calorias do seu corpo. Isso significa que você experimentará muitos benefícios significativos para a saúde. Esta dieta constitui o centro de discussão neste livro.

Capítulo 1- Criando seu Plano de Refeição Paleo

Não há problema em você confiar na mesma refeição semana após semana. Para evitar isso, você tem que planejar suas refeições. As dicas a seguir podem ajudá-lo a fazer isso:

1. Tome vegetais. Dieta Paleo não significa que você tome carne sempre. Vai ser bom para você se você tomar mais vegetais.
2. Coma seus vegetais a sério. Embora isso tenha sido mencionado no ponto acima, será bom que você se certifique de que cada refeição que você toma tenha vegetais.
3. Assegure-se de comer cortes de carne magros e de qualidade. Embora a carne esteja envolvida na dieta Paleo, isso não significa que se deva levar cachorros-quentes. Mantenha a carne magra e limpa. A carne que você come deve ser de alta fonte.
4. Certifique-se de que sua dieta tenha gordura suficiente. Para aqueles que

nunca se sentem satisfeitos ou com fome, adicione um pouco de coco ou abacate à sua dieta e assegure-se de que ela tenha gordura suficiente. Caso contrário, se não se sentir mais cheio, conserte-o usando carboidratos.

5. Bacon deve ser sempre seu amigo.

6. Sempre tente algo novo. No entanto, você pode não estar ciente de todos os alimentos Paleo disponíveis. Tente algo novo a cada vez.

Você deve sempre manter seu modelo Paleo. Conheça o tipo de alimentos que são Paleo e depois confie neles.

Capítulo 2- Lista de Alimentos Dieta Paleo

A idéia por trás da dieta Paleo é adotar um estilo de vida saudável, além de restringir a ingestão de calorias ou minimizar o consumo de certos alimentos. No entanto, existem alguns alimentos que foram excluídos da dieta Paleo. Estes são discutidos abaixo.

Alimentos sem restrições

- Carne

Carne de porco, peixe selvagem, peru, gado criado a pasto, carne alimentada com capim, frango, cordeiro, ovos

- frutos do mar

Marisco, peixe selvagem, ovos de peixe

- gorduras

Óleo de noz, sebo, leite de coco, óleo de coco, banha, azeite, abacate

- Bebidas

Suco de frutas frescas, chá de ervas, água de coco, água, vegetais juiced

- Legumes

Todos os vegetais

Frutas

Todas as frutas, por exemplo, frutas secas
- Nozes e sementes

Farinha de coco, farinha de amêndoa, nozes e sementes

Permitido na moderação
- Adoçantes

Xarope de bordo puro, mel cru, estévia
- Álcool

Todos os tipos
- Fruta seca

Um muito calorias denso pode prevenir a perda de peso
- Bebidas cafeinadas

Chá, café, refrigerante diet

Excluído da Dieta
- Lacticínios

Leite, iogurte, queijo, creme, kefir
- grãos

Trigo, arroz, aveia, milho, espelta, quinoa, painço, amaranto, cevada, trigo mourisco, centeio
- Legumes

Todos os feijões, lentilhas, amendoim, ervilhas de olhos pretos
- Açúcares Refinados

Açúcar branco, sucralose, aspartame, Splenda, açúcar mascavo, Nutrasweet, mel puro
- Óleos vegetais

Óleo de canola, óleo de soja, óleo de cártamo, óleo de girassol, óleo de amendoim, óleo vegetal
- Sal iodado

Faça uso de sal marinho natural

Capítulo 3- Início Rápido de Dieta Paleo

para um Indivíduo Ocupado

Algumas pessoas geralmente se encontram ocupadas na maioria das vezes do dia. Isso pode ser devido à natureza do seu trabalho. As dicas a seguir podem ajudá-lo a aderir à dieta Paleo se você for um desses indivíduos:

1. Comece familiarizando-se com os aspectos práticos da Dieta Paleo.

2. Na primeira semana da dieta, escolha um café da manhã, almoço e jantar que será um grampo.

3. Identifique o que você precisa e, em seguida, compre-o para que você possa comer diariamente durante a semana. Certifique-se de que você cozinhe cedo o suficiente antes do tempo.

4. Coma de modo a abastecer seu corpo. Certifique-se de aderir ao grub de alta octanagem que você escolheu para a semana.

5. Desenvolva seu plano de refeições na próxima semana ou mês. Você pode modificar o plano de refeições,

adicionando algo a ele que você tem certeza que funcionará melhor.

Como evitar ficar com fome

Embora esteja ocupado demais, você pode preparar sua Dieta Paleo com antecedência e nunca sentirá fome. Você pode estar muito comprometido no trabalho ou na escola, o que significa que não terá tempo suficiente para preparar suas refeições diariamente. Os passos seguintes irão ajudá-lo muito:

1. Use um fogão lento para cozinhar um lote de carne

Isso é muito crítico. Identifique um tempo livre e faça isso. Claro, cozinhar carne crua leva séculos. Precisamos evitar isso. É fácil e rápido reaquecer uma carne cozida. Mesmo para aqueles que não gostam de usar o microondas, você pode usar sua panela e isso será feito em 10 minutos.

Para aquecer a carne, siga os passos abaixo:

- Compre carne em grande quantidade

O orçamento deve ser 1 / 2lb de carne por cada adulto para cada refeição. Você pode escolher o tipo de carne que você precisa, como pontas de carne de porco ou ombros, rodelas de carne bovina, costeletas de boi sem osso e peito de frango ou sobrecoxa. Para aqueles que gostam de contar com uma variedade de fontes de carne, certifique-se de comprar dois tipos diferentes de carne por semana.

- Coloque sua carne em um fogão e adicione sal

- Se você não é um indivíduo agitado, pode considerar adicionar outros temperos. O sal é o tempero primário, então sinta-se à vontade para usá-lo. Para pratos básicos, não há necessidade de adicionar líquidos à carne. A maioria dos fogões lentos só pode suportar 4-6 libras da carne. Isso significa que você procura um segundo fogão.

- Se estiver com pressa, você pode usar uma panela de pressão.

- Cozinhe sua carne durante a noite ou durante o dia quando você não estiver perto

A carne deve ser submetida a calor baixo por cerca de 8 horas. Se você não conseguir chegar em casa a tempo, é recomendável comprar um fogão automático. Um termômetro de carne também pode ser usado para aqueles preocupados com a carne sendo aquecida todo o caminho. Fogões lentos foram encontrados que eles cozinham a carne que não cozinham ele.

- Quando estiver pronto, coloque a carne em recipientes e leve à geladeira

Antes de fazer isso, é bom para você comer a carne enquanto ela já está quente. Use recipientes de vidro para armazenar a carne neles. Estes são os recipientes que devem ser colocados no frigorífico. Quando a hora da refeição chegar, você terá muitas opções de como comer sua carne.

Os seguintes passos podem ser tomados para preparar e comer a carne durante as refeições:

- Reaqueça a carne - use um microondas, uma grelha ou uma panela. Reaqueça a carne com alguns legumes.
- Refogue - adicione o óleo de coco na panela, retire a carne e, em seguida, refogue a carne picada usando frutas ou legumes de sua própria escolha. Nesta etapa, precisamos apenas certificar-nos de que você esteja preparando seus vegetais. Você também pode adicionar o sabor da carne, adicionando algumas especiarias ou até mesmo molho de tamari.
- Faça um guisado - aqueça um pouco de água em uma panela, ou use um caldo de carne pronto, caso tenha alguma. Adicione na sua carne picada, os vegetais que você escolher e as especiarias de escolha para a adição de sabor à sua carne. O sal é o tempero mais básico que se pode usar. Estes lhe darão um guisado muito delicioso.
- Faça uma salada - comece rasgando a carne sem reaquecer. Compre alguma salada preparada ou apenas salada verde de uma loja, e depois jogue fora qualquer molho que vem com ele. Pegue a carne

picada e, juntamente com vinagre balsâmico ou óleo de coco, adicione-a à salada. Atire-os e depois coma. Isso lhe dará uma salada muito nutritiva que pode levar para o trabalho, caso você não consiga fazê-lo em casa para o jantar. Você também pode comer no almoço.

Acima é apenas um método sobre como você pode comer uma carne. Imagine se você cozinhar apenas dois tipos de carne, ou talvez você tenha algum peixe congelado que você tenha guardado em um freezer. Quando a carne é mantida na geladeira, pode durar muitos dias, mas a maioria das pessoas come por 3-4 dias. A carne que foi cozida também pode ser colocada no frigorífico. No entanto, quando você fizer isso, você terá um longo tempo de degelo. Para aqueles que fazem compras uma vez por semana, toda a carne pode ser cozida de uma só vez, ou congelar apenas metade dela e depois cozinhá-la quando você perceber que está ficando sem a que já está cozida.

2. Vegetais congelados em estoque

A maioria das frutas e legumes que compramos nos supermercados já perdeu seu valor nutricional. Você tem que saber que a maioria das frutas não foram colhidas de um lugar perto de você, e algumas delas foram colhidas não maduras e ficaram ali por alguns dias. Esta é uma indicação de que eles não são frescos e perderam seu valor nutricional.

Frutas enlatadas e congeladas têm um valor nutricional menor em comparação com as frescas. No entanto, apesar disso, é bom que você confie nesses vegetais menos nutritivos do que em fast-foods. Você deve garantir que você sempre tem batata-doce, couve, feijão verde, bagas, acelga, abóbora e abacaxi. Você também pode manter alguns frutos do mar congelados, caldo de osso e fígado de bezerro. Para aqueles que têm tempo para ir para frutas e legumes frescos, basta fazê-lo e usá-los.

3. Estoque Saudável Snacks, apesar de ter planejado bem as suas refeições, você sempre experimentará alguns tempos de fome e não têm acesso a excelentes

legumes congelados e carne de fogão lento. Estes são os momentos em que você deve manter seus lanches com você. Exemplos de ótimos lanches incluem chocolate, manteiga de coco, salame e peru ou carne seca. Você não precisa refrigerar nada disso. Para os tomadores de café, sinta-se à vontade para adicionar um pouco de óleo de coco ou ghee ao café e isso será bom.

Capítulo 4- Receitas Paleo

Receita PaleoGranola

Ingredientes

- 1 xícara de sementes de girassol cruas
- pitada de sal
- 1 xícara de pepitas cruas
- 1 xícara de amêndoas fatiadas
- 20 datas
- 1/3 xícara de óleo de coco
- 2 colheres de chá de canela
- 1 xícara de coco ralado
- 3 colheres de chá de baunilha
- 2 xícaras de nozes picadas
- Comece por pré-aquecer o forno até atingir 325 graus
- Pegue todos os ingredientes secos e misture-os em uma tigela grande
- Derreta o óleo de coco e despeje em uma tigela pequena. Adicione a baunilha, a canela e o sal e mexa bem.
- Despeje a mistura de óleo sobre a mistura seca e, em seguida, mexa de modo a combinar bem.
- Pegue a granola e espalhe-a em uma assadeira e asse por cerca de 20 minutos.

Mexa e continue a assar por cerca de 5 minutos.

• Dê à granola algum tempo para esfriar antes de armazená-la em um recipiente hermético.

Chocolate, Abacate Paleo Batido Receita

Ingredientes

• 1 abacate
• 2 xícaras de leite de coco ou amêndoa
• 2 bananas congeladas
• 1-2 colheres de sopa de cacau em pó sem açúcar
• ½ xícara de framboesas congeladas

Procedimento

• Se você tiver bananas congeladas com casca, retire-as do freezer e, em seguida, dê-lhes cerca de 20 minutos para descongelar antes de descascá-las. Você também pode usar uma faca para cortar a pele.

• Leve seus ingredientes e coloque no liquidificador. Misture bem.

Ovos embrulhados em bacon

Ingredientes

• 4 ovos
• Sal e pimenta

- 1 batata doce descascada e picada
- 1/2 cebola picada
- 6 fatias de bacon
- 1 colher de sopa de azeite

Procedimento

- Comece por pré-aquecer o forno a 375F
- Refogue o bacon em uma panela até que fique marrom, mas não cozinhe totalmente
- Pegue uma folha de muffin e engraxe as partes de baixo de suas 4 xícaras. Use uma fatia de bacon para alinhar cada borda de copos. Separe as 2 fatias de bacon que restam para o seu hash de batata-doce.
- Quebre um ovo em cada xícara e asse por cerca de 15 minutos.
- Enquanto cozinha, acrescente azeite, cebola e batata doce em uma panela. Refogue até que suas batatas doces fiquem macias.
- Pique as fatias restantes de bacon e, em seguida, adicione-as à panela, continue refogando até que estejam cozidas.
- Use pimenta e sal para temperar.

Panqueca Paleo

Ingredientes

- 1 banana descascada
- 1 ovo

Procedimento

- Misture a banana e o ovo no liquidificador para obter uma massa
- Pegue uma frigideira e coloque 1 colher de sopa de óleo de coco no óleo. Despeje sua massa em espiral para formar sua panqueca.
- Cozinhe a panqueca por até 10 minutos e depois vire-a.
- Depois de ter virado a panqueca, basta dar ao outro lado cerca de 10 minutos para que ela possa ser cozida.

Receita De Café Da Manhã De Ovos Mexidos

Ingredientes

- 3 ovos
- ¼ xícara de guacamole
- 1 colher de sopa de óleo de coco

Procedimento

- Leve o seu óleo de coco e coloque-o em uma panela. Adicione os ovos e, em seguida, mexa em fogo baixo
- Coloque os ovos que foram misturados em um prato e cubra-os com guacamole.

Para aqueles que precisam, basta adicionar sal a ele.

Pilha de panquecas de porco e maçãs

Ingredientes

- 1-2 colheres de chá de óleo de coco para cozinhar as panquecas
- ¼ colher de chá de creme de tártaro
- ¼ xícara de molho de maçã sem açúcar
- 3 colheres de sopa de farinha de coco
- 2 ovos inteiros
- ¼ colher de chá de bicarbonato de sódio
- Sal marinho não refinado
- ½ xícara de suco de maçã sem açúcar

Procedimento

- Pegue um processador de alimentos pequeno e misture todos os ingredientes para panqueca. Misture eles estão bem combinados.
- Deixe a massa descansar por alguns minutos para que a farinha de coco fique grossa.
- Pegue uma frigideira grande e despeje o óleo de coco nela. Aqueça em fogo médio-alto.
- Quando a panela estiver quente o suficiente, coloque ¼ xícara de massa por

cada panqueca. Espalhe e abaixe o fogo e continue cozinhando. Isso deve ser feito até que as bordas se tornem douradas.

- Basta virar a panqueca com delicadeza e continuar cozinhando. Isso é para garantir que ambos os lados sejam dourados.
- Para aqueles que são esperados para trabalhar em lotes, as panquecas cozidas devem ser colocadas em um forno de baixa temperatura, de modo a garantir que elas permaneçam quentes enquanto o resto das panquecas é cozido.
- Quando as panquecas estiverem cozidas, pegue outra frigideira e aqueça um pouco de óleo de coco. Isso deve ser feito em fogo médio-alto. Uma vez que a panela esteja quente, apenas adicione as fatias de maçã e cozinhe até ficarem caramelizadas e agradáveis em ambos os lados. Retire-os da panela e reserve. Use a mesma panela para adicionar a carne de porco e cozinhe até ficar crocante. Apenas reserve.

Ovos Scotch Salsicha Paleo

Ingredientes

- ½ colher de chá de pimenta preta
- 1 colher de sopa de mel (isso é opcional)

- 1 kg de carne de porco moída magra
- 1 colher de sopa de mistura de especiarias caseiro de gengibre
- 6 ovos médios
- 1-1 / 2 colher de chá de sal

Procedimento

- Comece cozinhando seus ovos. Basta cozinhá-los além de fervê-los com força. Para você fazer isso, basta colocar um fogão médio no topo de um fogão e, em seguida, coloque-o com uma cesta de vapor. Adicione água à panela e ferva a água. Coloque seus ovos no cesto de vapor e cubra-os para cozinhar por 10 minutos. Use gelo e água para montar uma tigela média. Após os 10 minutos, coloque seus ovos na água gelada. Arrefece-os durante 10 minutos e depois descasca-os.
- Pré-aqueça o forno até atingir 177 graus. Pegue sua assadeira e alinhe-a com uma folha ou um papel vegetal.
- Pegue uma tigela grande e misture a mistura de temperos de gengibre, pimenta, carne de porco moída, sal e mel opcional. Misture-os, mas evite misturá-

los. Você pode então montar seus ovos scotch.

- Encha cada xícara até 1/3 usando o ovo escocês e a carne de porco moída temperada, transformando o pedaço na sua mão. Faça um círculo plano da carne de porco, assim como você faz um hambúrguer.
- Coloque o seu ovo no centro. Dobre o círculo de carne, enquanto você continua a achatá-lo, até que o ovo tenha sido envolto em uma boa quantidade de carne. Você tem que garantir que não haja rachaduras e que o traje de carne de sua armadura tenha se tornado uniforme.
- Coloque em uma assadeira. Asse por cerca de 15-20 minutos. Coma quando quente ou frio.

Mingau de Café da Manhã Paleo
Ingredientes
- Pitada de noz-moscada
- ½ xícara de amêndoas moídas
- traço de cardamomo (isto é opcional)
- ¾ xícara de creme de coco
- 1 colher de chá de canela em pó
- traço de cravo

Procedimento

- Pegue uma panela pequena e, em seguida, aqueça o creme de coco. Aqueça até que um líquido tenha sido formado.
- Adicione o adoçante e a canela em pó e mexa bem.
- Continue a mexer por cerca de 5 minutos. Vai começar a ficar espesso.
- Adicione em suas especiarias. Você pode saboreá-lo para saber se mais especiarias são necessárias ou não.
- Você pode servir quando estiver quente.

Rolos De Lasanha

Ingredientes

- 8 oz. queijo de caju
- 1 berinjela
- 1/2 xícara de molho de tomate orgânico
- 1 colher de chá de óleo de coco, ghee ou óleo de palma sustentável
- 1 abobrinha
- Sal e pimenta

Procedimento

- Mergulhe seus cajus em sal marinho e água por 8 a 24 horas. Se precisar, deixe-os de molho durante a noite.

- Coloque os cajus encharcados em um processador de alimentos e misture-os com sal e alho em pó.
- Misture até ficar cremoso. Se você precisar torná-lo muito mais fino, basta adicionar mais água a ele. Coloque em uma jarra e coloque na geladeira.

Isso lhe dará o queijo de caju.

Os seguintes passos podem ser seguidos para fazer os rolos de lasanha:

- Corte sua abobrinha e berinjela no sentido do comprimento. Polvilhe um pouco de sal sobre as fatias e coloque-as de cabeça para baixo. Polvilhe o outro lado com sal.
- Use uma toalha para se livrar da umidade da abobrinha e da berinjela
- Aqueça o seu óleo em uma frigideira. Adicione sua abobrinha e berinjela a ela por cerca de 1-2 minutos. Cozinhe os dois lados até ficarem marrons.
- Depois de cozida, pegue uma fatia e coloque uma colher de sopa de caju sobre ela e, em seguida, role para cobrir o queijo. Coloque em um prato. Você também pode escolher dobrá-los.

- Pegue uma colher de sopa de molho de tomate e polvilhe sobre os pães. Certifique-se de que você tenha aspergido em cada rolo que você tem. Em seguida, polvilhe seu sal, ervas e pimenta e depois prová-lo.
- Você pode então servir.

Conclusão

Chegamos ao final deste guia. Pode-se concluir que a dieta Paleo é muito eficaz quando se trata de questões relacionadas à perda de peso, queima de calorias e atingir o peso ideal ou desejado. Neste tipo de dieta, os alimentos são classificados em algumas classes. Alguns desses alimentos são restritos, o que significa que eles não são permitidos na dieta. Alguns outros alimentos são permitidos, mas existem algumas restrições quanto ao modo como devem ser consumidos. Existem outros tipos de alimentos que são totalmente permitidos nesta dieta. É preciso entender a categoria em que cada alimento depende, de modo que possam tomar as medidas necessárias. Também é bom para você conhecer as receitas para preparar alimentos para a Dieta Paleo.

www.ingramcontent.com/pod-product-compliance
Lightning Source LLC
LaVergne TN
LVHW011958070526
838202LV00054B/4956